El Libro De Cocina Esencial De La Dieta Cetogénica

Recetas Cetogénicas Fáciles Y Deliciosas Para Mejorar
Su Metabolismo Y Perder Peso Más Rápido

Allison Rivera
Lola Delgado

Tabla Of Contenido

BATIDOS Y RECETAS DE DESAYUNO

Batido de coco de canela

Tiempo de preparación: 5 minutos Tiempo de cocción: 5 minutos Servir: 1

ingredientes:

- 1/2 cucharadita de canela
- 1 cucharada de proteína de vainilla en polvo
- 1 cucharada de coco rallado
- 3/4 de taza de leche de almendras sin endulza
- 1/4 de taza de leche de coco sin endulza

Indicaciones:

1. Agregue todos los ingredientes a la licuadora y licúe hasta que estén suaves.
2. Sirva y disfrute.

Valor nutricional (cantidad por porción):

Calorías 300

Grasa 18,7 g

Carbohidratos 5 g

Azúcar 2,6 g

Proteína 29,3 g

Colesterol 2 mg

Chaffle de limón

Tiempo de preparación: 10 minutos

Tiempo de cocción: 12 minutos

Porciones: 3-4

ingredientes:

- 1 huevo
- 1/4 de taza de queso mozzarella rallado
- 1 oz. de queso crema
- 2 cucharaditas de jugo de limón
- 2 cucharadas de edulcorante
- 1 cucharadita de polvo de hornear
- 4 cucharadas de harina de almendras

método:

1. Precalentar a tu fabricante de gofres.
2. Batir el huevo en un tazón.
3. Agregue los dos quesos.
4. Agregue los ingredientes restantes.
5. Mezcle bien.
6. Vierta la masa en el fabricante de gofres.
7. Cocine durante 4 minutos.
8. Abra y deje cocinar el gofre durante 2 minutos.

9. Agregue la masa restante al dispositivo y repita los pasos.

<u>Valor nutricional:</u>

- Calorías 166
- Grasa total 9.5g
- Grasa saturada 4.3g
- Colesterol 99mg
- Sodio 99mg
- Potasio 305mg
- Carbohidratos totales 3.7g
- Fibra dietética 1g
- Proteína 5.6g

Chaffle de mantequilla de nuez

Tiempo de preparación: 10 minutos

Tiempo de cocción: 8 minutos

Porciones: 2

ingredientes:

- 1 huevo
- 1/2 taza de queso mozzarella rallado
- 2 cucharadas de harina de almendras
- 1/2 cucharadita de polvo de hornear
- 1 cucharada de edulcorante
- 1 cucharadita de vainilla
- 2 cucharadas de mantequilla de nueces

método:

1. Enciende el fabricante de gofres.
2. Batir el huevo en un tazón y combinar con el queso.
3. En otro tazón, mezcle la harina de almendras, el polvo de hornear y el edulcorante.
4. En el tercer tazón, mezcle el extracto de vainilla y la mantequilla de nueces.
5. Agregue gradualmente la mezcla de harina de almendras en la mezcla de huevo.
6. Luego, agregue el extracto de vainilla.
7. Vierta la masa en el fabricante de gofres.

8. Cocine durante 4 minutos.

9. Transfiéralo a un plato y deja enfriar durante 2 minutos.

10. Repita los pasos con la masa restante.

Valor nutricional:

- Calorías 168

- Grasa total 15.5g

- Grasa saturada 3.9g

- Colesterol 34mg

- Sodio 31mg

- Potasio 64mg

- Carbohidratos totales 1.6g

- Fibra dietética 1.4g

- Proteína 5.4g

- Azúcares totales 0.6g

Chaffle con sabor a pizza

Tiempo de preparación: 10 minutos

Tiempo de cocción: 12 minutos

Porciones: 3

ingredientes:

- 1 huevo batido
- 1/2 taza de queso cheddar rallado
- 2 cucharadas de pepperoni picado
- 1 cucharada de salsa keto marinara
- 4 cucharadas de harina de almendras
- 1 cucharadita de polvo de hornear
- 1/2 cucharadita de condimento italiano seco
- Queso parmesano rallado

método:

1. Precalentar a tu fabricante de gofres.
2. En un tazón, mezcle el huevo, el queso cheddar, el pepperoni, la salsa marinara, la harina de almendras, el polvo de hornear y el condimento italiano.
3. Agregue la mezcla al fabricante de gofres.
4. Cierre el dispositivo y cocine durante 4 minutos.
5. Ábrelo y transfiere el gasa a un plato.
6. Dejar enfriar durante 2 minutos.
7. Repita los pasos con la masa restante.

8. Cubra con el parmesano rallado y sirva.

Valor nutricional:

- Calorías 179
- Grasa total 14.3g
- Grasa saturada 7.5g
- Colesterol 118mg
- Sodio 300mg
- Potasio 326mg
- Carbohidratos totales 1.8g
- Fibra dietética 0.1g
- Proteína 11.1g
- Azúcares totales 0.4g

Muffin de nuez de plátano

Tiempo de preparación: 10 minutos

Tiempo de cocción: 12 minutos

Porciones: 3-4

ingredientes:

- 1 huevo
- 1 oz. de queso crema
- 1/4 de taza de queso mozzarella rallado
- 1 cucharadita de extracto de plátano
- 2 cucharadas de edulcorante
- 1 cucharadita de polvo de hornear
- 4 cucharadas de harina de almendras
- 2 cucharadas de nueces picadas

método:

1. Combine todos los ingredientes en un tazón.
2. Enciende el fabricante de gofres.
3. Añade la masa al fabricante de gofres.
4. Sellar y cocinar durante 4 minutos.
5. Abra y transfiera el gofre a un plato. Dejar enfriar durante 2 minutos.
6. Haga los mismos pasos con la mezcla restante.

Valor nutricional:

- Calorías 169

- Grasa total 14g

- Grasa saturada 4.6g

- Colesterol 99mg

- Sodio 98mg

- Potasio 343mg

- Carbohidratos totales 5.6g

- Fibra dietética 2g

- Proteína 7.5g

Azúcares totales 0.6g

Chocolate Chaffle

Tiempo de preparación: 5 minutos

Tiempo de cocción: 8 minutos

Porciones: 2

ingredientes:

- 1 huevo
- 1/2 taza de queso mozzarella rallado
- 1/2 cucharadita de polvo de hornear
- 2 cucharadas de cacao en polvo
- 2 cucharadas de edulcorante
- 2 cucharadas de harina de almendras

método:

1. Enciende tu fabricante de gofres.
2. Batir el huevo en un tazón.
3. Agregue el resto de los ingredientes.
4. Ponga la mezcla en el fabricante de gofres.
5. Selle el dispositivo y cocine durante 4 minutos.
6. Abra y transfiera el chaffle a un plato para enfriar durante 2 minutos.
7. Haga los mismos pasos utilizando la mezcla restante.

Valor nutricional:

- Calorías 149
- Grasa total 10.8g
- Grasa saturada 2.4g

- Colesterol 86mg
- Sodio 80mg
- Potasio 291mg
- Carbohidratos totales 9g
- Fibra dietética 4.1g
- Proteína 8.8g
- Azúcares totales 0.3g

Jarabe de arce y chaffle de vainilla

Tiempo de preparación: 10 minutos

Tiempo de cocción: 12 minutos

Porciones: 3

ingredientes:

- 1 huevo batido
- 1/4 de taza de queso mozzarella rallado
- 1 oz. de queso crema
- 1 cucharadita de vainilla
- 1 cucharada de sirope de arce de keto
- 1 edulcorante de cucharadita
- 1 cucharadita de polvo de hornear
- 4 cucharadas de harina de almendras

método:

1. Precalentar a tu fabricante de gofres.
2. Agregue todos los ingredientes a un tazón.
3. Mezcle bien.
4. Vierta parte de la masa en el fabricante de gofres.
5. Cubra y cocine durante 4 minutos.
6. Transfiera el gasa a un plato y deje enfriar durante 2 minutos.
7. Repita el mismo proceso con la mezcla restante.

Valor nutricional:

- Calorías 146
- Grasa total 9.5g
- Grasa saturada 4.3g
- Colesterol 99mg
- Potasio 322mg
- Sodio 99mg
- Carbohidratos totales 10.6g
- Fibra dietética 0.9g
- Proteína 5.6g
- Azúcares totales 6.4g

Chaffle Tortilla

Tiempo de preparación: 5 minutos

Tiempo de cocción: 8 minutos

Porciones: 2

<u>**ingredientes:**</u>

- 1 huevo
- 1/2 taza de queso cheddar rallado
- 1 cucharadita de polvo de hornear
- 4 cucharadas de harina de almendras
- 1/4 cucharadita de ajo en polvo
- 1 cucharada de leche de almendras
- Salsa casera
- crema agria
- Pimienta jalapeño, picada

método:

1. Precalentar a tu fabricante de gofres.
2. Batir el huevo en un tazón.
3. Agregue el queso, el polvo de hornear, la harina, el ajo en polvo y la leche de almendras.
4. Vierta la mitad de la masa en el fabricante de gofres.
5. Cubra y cocine durante 4 minutos.
6. Abrir y transferir a una placa. Dejar enfriar durante 2 minutos.
7. Haz lo mismo con el bateador restante.
8. Cubra el gofre con salsa, crema agria y pimienta de jalapeño.
9. Tira el waffle.

Valor nutricional:

- Calorías 225
- Grasa total 17.6g
- Grasa saturada 9.9g
- Colesterol 117mg
- Sodio 367mg
- Potasio 366mg
- Carbohidratos totales 6g
- Fibra dietética 0.8g
- Proteína 11.3g
- Azúcares totales 1.9g

Churro Chaffle

Tiempo de preparación: 5 minutos

Tiempo de cocción: 8 minutos

Porciones: 2

<u>ingredientes:</u>

- 1 huevo
- 1/2 taza de queso mozzarella rallado
- 1/2 cucharadita de canela
- 2 cucharadas de edulcorante

<u>método:</u>

1. Enciende la plancha de gofres.
2. Batir el huevo en un tazón.
3. Agregue el queso.
4. Vierta la mitad de la mezcla en el fabricante de gofres.
5. Cubre la plancha de gofres.
6. Cocine durante 4 minutos.
7. Mientras espera, mezcle la canela y el edulcorante en un tazón.
8. Abra el dispositivo y remoje el gofre en la mezcla de canela.
9. Repita los pasos con la masa restante.

Valor nutricional:

- Calorías 106
- Grasa total 6.9g
- Grasa saturada 2.9g
- Colesterol 171mg
- Sodio 147mg
- Potasio 64mg
- Carbohidratos totales 5.8g
- Fibra dietética 2.6g
- Proteína 9.6g
- Azúcares totales 0.4g

Chaffle con chispas de chocolate

Tiempo de preparación: 5 minutos

Tiempo de cocción: 8 minutos

Porciones: 2

<u>ingredientes:</u>

- 1 huevo
- 1/2 cucharadita de harina de coco
- 1/4 cucharadita de polvo de hornear
- 1 edulcorante de cucharadita
- 1 cucharada de crema pesada para batir
- 1 cucharada de chips de chocolate

<u>método:</u>

1. Precalentar a tu fabricante de gofres.
2. Batir el huevo en un tazón.
3. Agregue la harina, el polvo de hornear, el edulcorante y la crema.
4. Vierta la mitad de la mezcla en el fabricante de gofres.
5. Espolvorea las chispas de chocolate en la parte superior y cierra.
6. Cocine durante 4 minutos.
7. Retire el toba y colórelo en un plato.
8. Haga el mismo procedimiento con el bateador restante.

Valor nutricional:

- Calorías 146
- Grasa total 10 g
- Grasa saturada 7 g
- Colesterol 88 mg
- Sodio 140 mg
- Potasio 50 mg
- Carbohidratos totales 5 g
- Fibra dietética 3 g
- Proteína 6 g
- Azúcares totales 1 g

Chaffle de

terciopelo rojo

Tiempo de preparación: 5 minutos

Tiempo de cocción: 12 minutos

Porciones: 3

<u>ingredientes:</u>

- 1 huevo
- 1/4 de taza de queso mozzarella rallado
- 1 oz. de queso crema
- 4 cucharadas de harina de almendras
- 1 cucharadita de polvo de hornear
- 2 cucharaditas de edulcorante
- 1 cucharadita de extracto de terciopelo rojo
- 2 cucharadas de cacao en polvo

<u>método:</u>

1. Combine todos los ingredientes en un tazón.
2. Conecta tu fabricante de gofres.
3. Vierta parte de la masa en el fabricante de gofres.
4. Sellar y cocinar durante 4 minutos.
5. Abrir y transferir a una placa.
6. Repita los pasos con la masa restante.

Valor nutricional:

- Calorías 126
- Grasa total 10.1g
- Grasa saturada 3.4g
- Colesterol 66mg
- Sodio 68mg
- Potasio 290mg
- Carbohidratos totales 6.5g
- Fibra dietética 2.8g
- Proteína 5.9g
- Azúcares totales 0.2g

Pollo Pesto de Espárragos

Tiempo de preparación: 10 minutos Tiempo de cocción: 15 minutos Servir: 3

ingredientes:

- Muslos de pollo de 1 libra, sin piel, deshuesados y cortados en pedazos
- Espárragos de 3/4 lb, recortados y cortados por la mitad
- 2 cucharadas de aceite de oliva
- 1 3/4 de taza de tomates de uva, cortados a la mitad
- 1/4 de taza de pesto de albahaca
- pimienta
- sal

Indicaciones:

1. Caliente el aceite en una sartén a fuego medio.
2. Agregue el pollo a la sartén y sazone
3. con pimienta y sal y cocine durante 5-8 minutos.
4. Agregue el pesto y los espárragos y cocine durante 2-3 minutos.
5. Retire la sartén del fuego y agregue los tomates y revuelva bien.
6. Sirva y disfrute.

Valor nutricional (cantidad por porción):

Calorías 415   Proteína 48 g

Grasa 21 g   Colesterol 136 mg

Carbohidratos 10 g

Azúcar 5 g

RECETAS DE CERDO, CARNE DE RES Y CORDERO

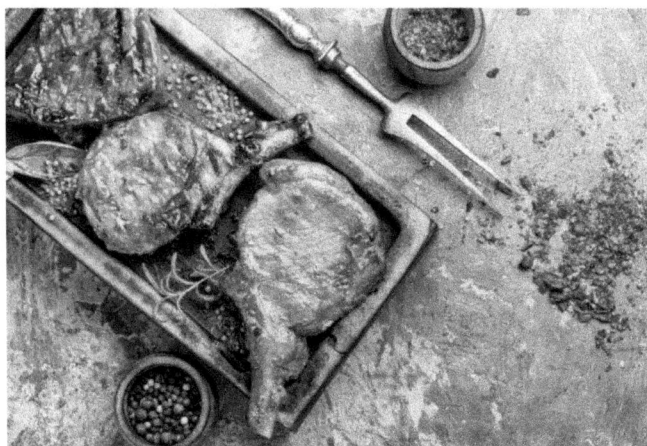

Rellenos de chuletas de cerdo de queso

Tiempo de preparación: 10 minutos Tiempo de cocción: 25 minutos Servir: 4

ingredientes:

- 4 chuletas de cerdo, deshuesadas y cortadas gruesas
- 2 cucharadas de aceitunas picadas
- 2 cucharadas de tomates secados al sol, picados
- 1/2 taza de queso feta, desmenuzado
- 2 dientes de ajo picados
- 2 cucharadas de perejil fresco, picado

Indicaciones:

1. Precaliente el horno a 375 F.
2. En un tazón, mezcle queso feta, ajo, perejil, aceitunas y tomates secados al sol.
3. Rellena la mezcla de queso feta en las chuletas de cerdo. Sazona con pimienta y sal.
4. Hornee durante 35 minutos.
5. Sirva y disfrute.

Valor nutricional (cantidad por porción):

Calorías 316   Carbohidratos 2 g

Grasa 25 g   Azúcar 1 g

Proteína 21 g   Colesterol 75 mg

Solomillo de cerdo paprika de cebolla

Tiempo de preparación: 10 minutos Tiempo de cocción: 30 minutos Servir: 6

ingredientes:

- Solomillo de cerdo de 2 libras
- Para frotar:
- 1 1/2 cucharada de pimentón ahumado
- 1 cucharada de ajo en polvo
- 1 1/2 cucharada de cebolla en polvo
- 1/2 cucharada de sal

Indicaciones:

1. Precalentar el horno a 425 F.
2. En un tazón pequeño, mezcle todos los ingredientes y frote el solomillo de cerdo.
3. Rocíe la sartén con spray de cocción y caliente a fuego medio-alto.
4. Carne de cerdo sear por todos los lados hasta que se dore ligeramente.
5. Coloque la sartén en el horno y asar durante unos 25-30 minutos.
6. Cortado en rodajas y servir.

Valor nutricional (cantidad por porción):

Calorías 225

Grasa 5 g

Carbohidratos 2 g

Azúcar 1 g

Proteína 41 g

Colesterol 45 mg

RECETAS DE MARISCOS Y PESCADOS

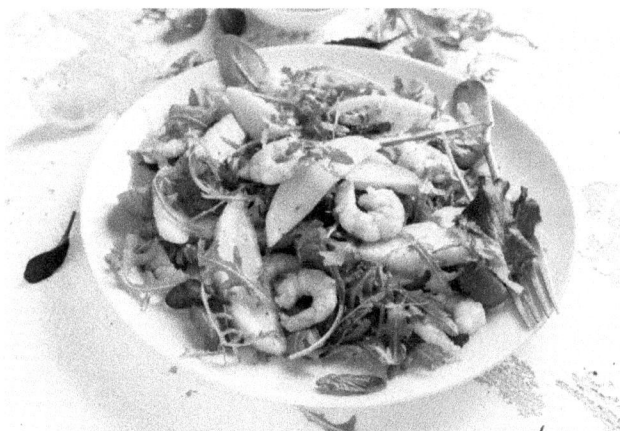

Puré de coliflor de brócoli liso

Tiempo de preparación: 10 minutos Tiempo de cocción: 10 minutos Servir: 4

ingredientes:

- 2 tazas de floretes de coliflor
- 2 tazas de floretes de brócoli
- 2 dientes de ajo pelados
- 1/4 cucharadita de cebolla en polvo
- 1 cucharada de aceite de oliva
- 1/2 cucharadita de pimienta
- 1/2 cucharadita de sal

Indicaciones:

1. Caliente el aceite de oliva en una sartén a fuego medio.
2. Agregue la coliflor, el brócoli y la sal en una sartén y saltee hasta que se ablanden.
3. Transfiera verduras y ajo al procesador de alimentos y procese hasta que estén suaves.
4. Sazona con cebolla en polvo, pimienta y sal.
5. Sirva y disfrute.

Valor nutricional (cantidad por porción):

Calorías 60

Grasa 3 g

Carbohidratos 6 g

Azúcar 2 g

Proteína 2 g

Colesterol 0 mg

Tilapia con mantequilla herbácea

Servicios: 6

Tiempo de

preparación: 35

minutos

Ingredientes

- Filetes de tilapia de 2 libras
  - 12 dientes de ajo, picados finamente

  - 6 brócoli verde picado

  - 2 tazas de mantequilla herbácea

  - Sal y pimienta negra, al gusto

    1. Sazona los filetes de tilapia con sal y pimienta negra.
    2. Ponga la tilapia sazonada junto con todos los demás ingredientes en una olla instantánea y mezcle bien.
    3. Cubra la tapa y cocine a alta presión durante unos 25 minutos.
    4. Despacha en un plato y sirve caliente.

Cantidad nutricional por porción

Calorías 281

Grasa total 10.4g 13%

Grasa saturada 4.3g 21%

Colesterol 109mg 36%

Sodio 178mg 8%

Carbohidratos Totales 9g

3% Fibra Dietética 2.5g

9% Azúcares Totales 1.9g

Proteína 38.7g

Trucha asada

Servicios: 4

- 1/2 taza de jugo de limón fresco

- Filetes de pescado de trucha de 1 libra

- 4 cucharadas de mantequilla

- Sal y pimienta negra, al gusto

- 1 cucharadita de romero seco,

direcciones trituradas

1. Ponga filetes de trucha de 1/2 libra en un plato y espolvoree con jugo de limón y romero seco.
2. Sazona con sal y pimienta negra y transfiéralo a una sartén.
3. Agregue la mantequilla y cocine, cubierto a fuego medio-bajo durante unos 35 minutos.
4. Despacha los filetes en un plato y sirve con salsa.

Cantidad nutricional por porción

Calorías 349	Carbohidratos totales 1.1g
Grasa total 28.2g 36%	0% Fibra dietética 0.3g 1%
Grasa saturada 11.7g 58%	Azúcares totales
Colesterol 31mg 10%	0.9g Proteína
Sodio 88mg 4%	23.3g

Pescado agrio con mantequilla herbácea

Servicios: 3

- 2 cucharadas de mantequilla herbácea

- 3 filetes de bacalao

- 1 cucharada de vinagre

- Sal y pimienta negra, al gusto

- 1/2 cucharada de condimento de

pimienta de limón Indicaciones

1. Precaliente el horno a 3750F y engrase una bandeja para hornear.
2. Mezcle filetes de bacalao, vinagre, condimento de pimienta de limón, sal y pimienta negra en un tazón.
3. Marinar durante unas 3 horas y luego organizar en la bandeja para hornear.
4. Transfiéralo al horno y hornea durante unos 30 minutos.
5. Retirar del horno y servir con mantequilla herbácea.

Cantidad nutricional por porción

Calorías 234	Carbohidratos totales 0.4g 0%
Grasa total 11.8g 15%	Fibra dietética 0g 0%
Grasa saturada 2.4g 12%	Azúcares totales
Colesterol 77mg 26%	0.1g Proteína
Sodio 119mg 5%	31.5g

Curry de coco de bacalao

Servicios: 6

Tiempo de preparación: 35 minutos

ingredientes

- 1 cebolla picada

- 2 libras de bacalao

- 1 taza de coco seco picado

- Sal y pimienta negra, al gusto

- 1 taza de jugo de limón

fresco

1. Ponga el bacalao junto con todos los demás ingredientes en una olla a presión.
2. Añadir 2 tazas de agua y cubrir la tapa.
3. Cocine a alta presión durante unos 25 minutos y libere naturalmente la presión.
4. Abra la tapa y saque el curry para servir caliente.

Cantidad nutricional por porción

Calorías 223 Grasa

total 6.1g 8%

Grasa saturada 4.5g 23%

Colesterol 83mg 28%

Sodio 129mg 6%

Carbohidratos totales 4.6g

2% Fibra dietética 1.8g 6%

Azúcares totales

2.5g Proteína

35.5g

Salmón al horno

Tiempo de preparación: 10 minutos Tiempo de cocción: 35 minutos

Saque: 4

ingredientes:

- Filete de salmón de 1 libra
- 4 cucharadas de perejil picado
- 1/4 de taza de mayonesa
- 1/4 de taza de queso parmesano rallado
- 2 dientes de ajo picados
- 2 cucharadas de mantequilla

Indicaciones:

1. Precalentar el horno a 350 F.
2. Coloque el salmón en la bandeja para hornear engrasada.
3. Derretir la mantequilla en una sartén a fuego medio.
4. Agregue el ajo y saltee durante un minuto.
5. Agregue el ingrediente restante y revuelva a combinado.
6. Extienda la mezcla de sartenes sobre el filete de salmón.
7. Hornee durante 20-25 minutos.
8. Sirva y disfrute.

Valor nutricional (cantidad por porción):

Calorías 412

Grasa 26 g

Carbohidratos 4.3 g

Azúcar 1 g

Proteína 34 g

Colesterol 99 mg

COMIDAS SIN CARNE

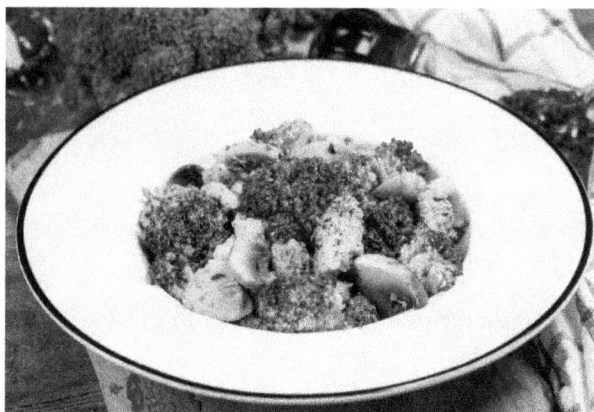

Puré de coliflor

Tiempo de preparación: 10 minutos Tiempo de cocción: 10 minutos

Saque: 4

ingredientes:

- Coliflor de 1 libra, cortada en floretes
- 1 cucharada de jugo de limón
- 1/4 cucharadita de cebolla en polvo
- 3 oz de queso parmesano rallado
- Mantequilla de 4 oz
- 1/2 cucharadita de ajo en polvo
- pimienta
- sal

Indicaciones:

1. Hierva los floretes de coliflor hasta que estén tiernos. Escurrir bien.
2. Agregue la coliflor cocida en la licuadora con los ingredientes restantes y mezcle hasta que quede suave.
3. Sirva y disfrute.

Valor nutricional (cantidad por porción):

Calorías 300

Grasa 28 g

Carbohidratos 7 g

Azúcar 3 g

Proteína 10 g

Colesterol 75 mg

SOPAS, GUISOS Y ENSALADAS

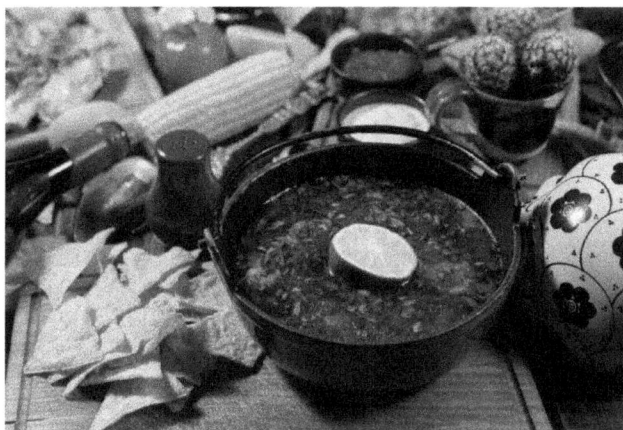

Sopa de pollo

mexicana fácil

Tiempo de preparación: 10 minutos Tiempo de cocción: 4 horas

Saque: 6

ingredientes:

- 8 oz de queso pepper jack, rallado
- 14.5 oz de caldo de pollo
- 14 oz de salsa
- Pollo de 2 libras, deshuesado y sin piel
- pimienta
- sal

Indicaciones:

1. Agregue todos los ingredientes a la olla lenta y revuelva bien.
2. Cubra y cocine en alto durante 4 horas.
3. Retire el pollo de la olla de cocción lenta y triturar con tenedor.
4. Vuelva a triturar el pollo a la olla lenta y revuelva bien.
5. Sirva y disfrute.

Valor nutricional (cantidad por porción):

Calorías 330

Grasa 23 g

Carbohidratos 4 g

Azúcar 3 g

Proteína 24 g

Colesterol 90 mg

APERITIVOS Y POSTRES

Pepper Jack Coles
de Bruselas

Servicios: 9

Tiempo de preparación: 20 minutos

ingredientes

- 2 libras coles de Bruselas, cortadas a la mitad y hervidas
- 2 cucharadas de ajo picado
- 3 tazas de queso pepper jack, rallado
- 2 cucharadas de aceite de coco
- 1 taza de crema agria

Indicaciones

1. Caliente el aceite en una sartén a fuego medio y agregue el ajo.

2. Saltee durante aproximadamente 1 minuto y agregue la crema agria y el queso pepper jack.

3. Cocine durante unos 5 minutos a fuego medio-bajo y agregue coles de Bruselas.

4. Revuelva para recubrir bien y cubrir con la tapa.

5. Cocine durante unos 5 minutos y ensépese en un tazón para servir.

Cantidad nutricional por porción

Calorías 274

Grasa total 20.7g 27% Grasa saturada 14.1g 70%

Colesterol 51mg 17%

Sodio 266mg 12%

Carbohidratos totales 10.9g 4% Fibra Dietética 3.8g 14%

Azúcares totales 2.2g Proteína 13.7g

POSTRES Y BEBIDAS

Sorbete de bayas de mezcla

Tiempo de preparación: 10 minutos Tiempo de cocción: 10 minutos

Servir: 1

ingredientes:

- 1/2 taza de frambuesas congeladas
- 1/2 taza de moras congeladas
- 1 cucharadita de stevia líquida
- 6 cucharadas de agua

Indicaciones:

1. Agregue todos los ingredientes a la licuadora y licúe hasta que estén suaves.
2. Vierta la mezcla mezclada en el recipiente y colóquela en el refrigerador hasta que se endurezca.
3. Sirva frío y disfrute.

Valor nutricional (cantidad por porción):

Calorías 63

Grasa 0,8 g

Carbohidratos 14 g

Azúcar 6 g

Proteína 1,7 g

Colesterol 0 mg

RECETAS DE CERDO Y CARNE DE RES

Cazuela de Tacos Mexicanos

Servicios: 3

Tiempo de preparación: 35 minutos

ingredientes

- 1/2 taza de queso cheddar rallado
- 1/2 taza de salsa baja en carbohidratos
- 1/2 taza de queso cottage
- 1 libra de carne molida
- 1 cucharada de condimento de tacos

Indicaciones

Precaliente el horno a 4250F y engrase ligeramente un molde para hornear.

Mezcle el condimento de tacos y la carne molida en un tazón.

Agregue el queso cottage, la salsa y el queso cheddar.

Transfiera la mezcla de carne molida a la bandeja para hornear y cubra con la mezcla de queso. Hornee durante unos 25 minutos y retírelo del horno para servir caliente.

Cantidad nutricional por porción

Calorías 432

Grasa total 20.4g 26% Grasa saturada 10g 50% Colesterol 165mg 55%

Sodio 526mg 23%

Carbohidratos totales 3.2g 1% Fibra dietética 0g 0%

Azúcares totales 1.6g Proteína 56.4g

RECETAS DE DESAYUNO

Cereales bajos en carbohidratos

Servicios: 2

Tiempo de preparación: 25 minutos

ingredientes

- 2 cucharadas de semillas de lino
- 1/4 de taza de almendras, vivas
- 1 cucharada de semillas de chía
- 11/2 tazas de leche de almendras, sin endulza
- 10 gramos de plumines de cacao

Indicaciones

1. Mezcle semillas de lino, almendras, semillas de chía y puntas de cacao en un tazón.
2. Cubra con la leche de almendras y sirva.

Cantidad nutricional por porción

Calorías 244

Grasa total 20.6g 26% Grasa saturada 10.4g 52%

Colesterol 0mg 0%

Sodio 11mg 0%

Carbohidratos totales 9.8g 4%

Fibra dietética 6.5g 23% Azúcares totales 1.9g Proteína
6.5g

RECETAS DE MARISCOS

Pescado agrio con mantequilla herbácea

Servicios: 3

Tiempo de preparación: 45 minutos

ingredientes

- 2 cucharadas de mantequilla herbácea
- 3 filetes de bacalao
- 1 cucharada de vinagre
- Sal y pimienta negra, al gusto
- 1/2 cucharada de condimento de pimienta de limón

Indicaciones

1. Precaliente el horno a 3750F y engrase una bandeja para hornear.
2. Mezcle filetes de bacalao, vinagre, condimento de pimienta de limón, sal y pimienta negra en un tazón.
3. Marinar durante unas 3 horas y luego organizar en la bandeja para hornear.
4. Transfiéralo al horno y hornea durante unos 30

minutos.

5. Retirar del horno y servir con mantequilla herbácea.

Cantidad nutricional por porción

Calorías 234

Grasa total 11.8g 15% Grasa saturada 2.4g 12%

Colesterol 77mg 26%

Sodio 119mg 5%

Carbohidratos totales 0.4g 0% Fibra dietética 0g
0%

Azúcares totales 0.1g Proteína 31.5g

Broccoli Gratin

Servicios: 4

Tiempo de preparación: 35 minutos

ingredientes

- 2 oz. de mantequilla salada, para freír
- 5 oz. de queso parmesano rallado
- 20 oz. de brócoli, en floretes
- 2 cucharadas de mostaza Dijon
- 3/4 de taza de creme fraiche

Indicaciones

➤ Precaliente el horno a 4000F y engrase ligeramente un molde para hornear.

➤ Caliente la mitad de la mantequilla en una sartén a fuego medio-bajo y agregue el brócoli picado.

➤ Saltee durante unos 5 minutos y transfiéralo a la bandeja para hornear.

➤ Mezcle el resto de la mantequilla con mostaza Dijon y crème fraiche.

➤ Vierta esta mezcla en el plato para hornear y cubra con queso parmesano.

➤ Transfiéralo al horno y hornea durante unos 18 minutos.

➤ Despacha a un tazón y sirve caliente.

Cantidad nutricional por porción

Calorías 338

Grasa total 27.4g 35% Grasa saturada 12.4g 62% Colesterol 56mg 19%

Sodio 546mg 24%

Carbohidratos totales 11.1g 4% Fibra Dietética 4g 14%

Azúcares totales 2.5g Proteína 16.2g

RECETAS DE POLLO Y AVES DE CORRAL

Pollo caprese

Servicios: 4

Tiempo de preparación: 30 minutos

ingredientes

- 1 libra de pechugas de pollo, deshuesadas y sin piel
- 1/4 de taza de vinagre balsámico
- 1 cucharada de aceite de oliva virgen extra
- Sal kosher y pimienta negra, al gusto
- 4 rebanadas de queso mozzarella

Indicaciones

1. Sazona el pollo con sal y pimienta negra.
2. Caliente el aceite de oliva en una sartén a fuego medio y cocine el pollo durante unos 5 minutos a cada lado.
3. Agregue el vinagre balsámico y cocine durante unos 2 minutos.
4. Agregue las rodajas de queso mozzarella y cocine durante unos 2 minutos hasta que se derrita.
5. Despacha en un plato y sirve caliente.

Cantidad nutricional por porción

Calorías 329

Grasa total 16.9g 22% Grasa saturada 5.8g 29%

Colesterol 116mg 39%

Sodio 268mg 12%

Carbohidratos totales 1.1g 0% Fibra dietética 0g 0%

Azúcares totales 0.1g Proteína 40.8g

Pollo entero

relleno

Servicios: 6

Tiempo de preparación: 1 hora 15 minutos

ingredientes

- 1 taza de queso mozzarella
- 4 dientes de ajo pelados
- 1 (2 libras) de pollo entero, limpio, seco
- Sal y pimienta negra, al gusto
- 2 cucharadas de jugo de limón fresco

Indicaciones

1. Precaliente el horno a 3600F y engrase un plato para hornear.
2. Sazona el pollo con sal y pimienta negra.
3. Rellena la cavidad de pollo con dientes de ajo y queso mozzarella.
4. Transfiera el pollo al horno en el molde para hornear y rocíe con jugo de limón.
5. Hornee durante aproximadamente 1 hora y retírelo del horno para servir.

Cantidad nutricional por porción

Calorías 305

Grasa total 12.1g 15% Grasa saturada 3.6g 18%

Colesterol 137mg 46%

Sodio 160mg 7%

Carbohidratos totales 1g 0% Fibra dietética 0.1g

0% Azúcares totales 0.1g

Proteína 45.2g

RECETAS DE DESAYUNO

Desayuno

saludable

Granola

Tiempo total: 15 minutos Sirve: 5

ingredientes:

- 1 taza de nueces cortadas en cubos
- 1 taza de hojuelas de coco sin endulzar
- 1 taza de almendras en rodajas
- 2 cucharadas de aceite de coco, derretido
- 4 paquetes Splenda
- 2 cucharaditas de canela

Indicaciones:

1. Precalentar el horno a 375 F/ 190 C.
2. Rocíe una bandeja para hornear con spray de cocción y reserve.
3. Agregue todos los ingredientes en el tazón mediano y mezcle bien.
4. Esparce la mezcla del tazón en una bandeja para hornear preparada y hornea en el horno precalentado durante 10 minutos.
5. Sirva y disfrute.

Valor nutricional (Cantidad por porción): Calorías 458; Grasa 42.5 g; Carbohidratos 37g; Azúcar 2,7 g; Proteína 11,7 g; Colesterol 0 mg;

Gachas keto

Tiempo total: 10 minutos Sirve: 1

ingredientes:

- 1/2 cucharadita de extracto de vainilla
- 1/4 cucharadita de stevia granulada
- 1 cucharada de semillas de chía
- 1 cucharada de comida de linaza
- 2 cucharadas de coco rallado sin endulzar
- 2 cucharadas de harina de almendras
- 2 cucharadas de corazones de cáñamo
- 1/2 taza de agua
- Pizca de sal

Indicaciones:

1. Agregue todos los ingredientes excepto el extracto de vainilla a una cacerola y caliente a fuego lento hasta que espese.
2. Revuelva bien y sirva caliente.

Valor nutricional (Cantidad por porción): Calorías 370; Grasa 30,2 g; carbohidratos 12.8 g; Azúcar 1,9 g; Proteína 13,5 g; Colesterol 0 mg;

RECETAS DE ALMUERZO

Curry de coco

Tiempo total: 30 minutos Sirve: 4

ingredientes:

- 1/2 taza de crema de coco
- 1/4 de cebolla mediana en rodajas
- 2 cucharaditas de salsa de soja
- 1 cucharadita de jengibre picado
- 1 cucharadita de ajo picado
- 4 cucharadas de aceite de coco
- 2 tazas de espinacas
- 1 taza de floretes de brócoli
- 1 cucharada de curry rojo pasado

Indicaciones:

1. Caliente el aceite de coco en una cacerola a fuego medio-alto.

2. Agregue la cebolla en una sartén y cocine hasta que se ablande. Agregue el salteado de ajo por un minuto.

3. Gire el fuego a medio-bajo y agregue el brócoli y revuelva bien.

4. Una vez que se cocine el brócoli, agregue la pasta de curry y revuelva durante 1 minuto.

5. Agregue las espinacas sobre la parte superior del brócoli y cocine hasta que se marchiten.

6. Agregue el jengibre, la salsa de soja y la crema de coco y revuelva bien. Cocine a fuego lento durante 10 minutos.

7. Revuelva bien y sirva.

Valor nutricional (Cantidad por porción): Calorías 219; Grasa 22.1 g; Carbohidratos 5.9 g; Azúcar 1,8 g; Proteína 2.1 g; Colesterol 0 mg;

Sopa de menta de aguacate

Tiempo total: 10 minutos Sirve: 2

ingredientes:

- 1 aguacate mediano, pelado, deshuesado y cortado en trozos
- 1 taza de leche de coco
- 2 hojas de lechuga romana
- 20 hojas frescas de menta
- 1 cucharada de jugo de lima fresco
- 1/8 cucharadita de sal

Indicaciones:

1. Agregue todos los ingredientes a la licuadora y licúe hasta que estén suaves. La sopa debe ser espesa no como puré.
2. Vierta en los recipientes para servir y colóquelo en el refrigerador durante 10 minutos.
3. Revuelva bien y sirva frío.

Valor nutricional (Cantidad por porción): Calorías 268; Grasa 25,6 g; carbohidratos 10.2 g; Azúcar 0,6 g; Proteína 2,7 g; Colesterol 0 mg;

RECETAS PARA LA CENA

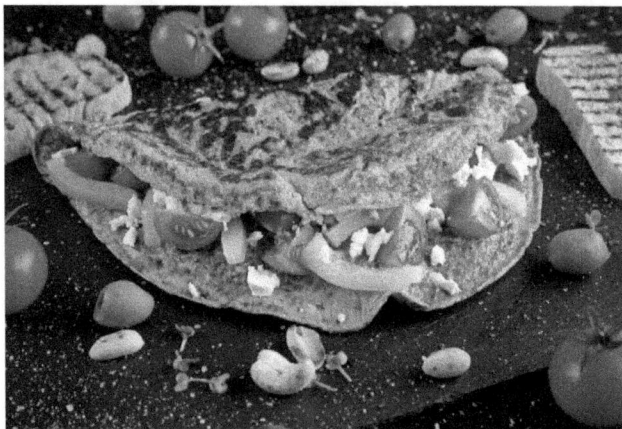

Brotes picantes de Jalapeno Bruselas

Tiempo total: 15 minutos Sirve: 4

ingredientes:

- 1 libra de coles de Bruselas
- 1 cebolla mediana picada
- 1 cucharada de aceite de oliva de pimienta de jalapeño, sin semillas y picado
- pimienta
- sal

Indicaciones:

- Caliente el aceite de oliva en una sartén a fuego medio.
- Agregue la cebolla y el jalapeño en la sartén y saltee hasta que se ablanden.
- Añadir coles de Bruselas y revolver hasta que se doren, unos 10 minutos.
- Sazona con pimienta y sal.
- Sirva y disfrute.

Valor nutricional (Cantidad por porción): Calorías 91; Grasa 3,9 g; Carbohidratos 13.1g; Azúcar 3,7 g; Proteína 4.2 g; Colesterol 0 mg;

Coliflor de pacana
de salvia

Tiempo total: 40 minutos Sirve: 6

ingredientes:

- 1 cabeza grande de coliflor, cortada en floretes
- 1/2 cucharadita de tomillo seco
- 1/2 cucharadita de condimento avícola
- 1/4 de taza de aceite de oliva
- 2 dientes de ajo picados
- 1/4 de taza de pacanas picadas
- 2 cucharadas de perejil picado
- 1/2 cucharadita de salvia de tierra
- 1/4 de taza de apio picado
- 1 cebolla en rodajas
- 1/4 cucharadita de pimienta negra
- 1 cucharadita de sal marina

Indicaciones:

1. Precalentar el horno a 450 F/ 232 C.
2. Rocíe una bandeja para hornear con spray de cocción y reserve.

3. En un tazón grande, mezcle la coliflor, el tomillo, el condimento avícola, el aceite de oliva, el ajo, el apio, la salvia, la cebolla, la pimienta y la sal.

4. Esparce la mezcla en una bandeja para hornear y asa en el horno precalentado durante 15 minutos.

5. Agregue las pacanas y el perejil y revuelva bien. Asar durante 10-15 minutos más.

6. Sirva y disfrute.

Valor nutricional (Cantidad por porción): Calorías 118; Grasa 8,6 g; Carbohidratos 9.9 g; Azúcar 4,2 g; Proteína 3.1 g; Colesterol 0 mg;

RECETAS DE POSTRES

Budín de chía

chocó

Tiempo total: 10 minutos Sirve: 6

ingredientes:

- 2 1/2 tazas de leche de coco
- 2 cucharadas de polvo de extracto de stevia
- 6 cucharadas de cacao en polvo
- 1/2 taza de semillas de chía
- 1/2 cucharadita de extracto de vainilla
- 1/8 de taza de xilitol
- 1/8 cucharadita de sal

Indicaciones:

1. Agregue todos los ingredientes a la licuadora y licúe hasta que estén suaves.
2. Vierta la mezcla en el recipiente de vidrio y colóquela en el refrigerador.
3. Sirva frío y disfrute.

Valor nutricional (Cantidad por porción): Calorías 259; Grasa 25.4 g; carbohidratos 10.2 g; Azúcar 3,5 g; Proteína 3,8 g; Colesterol 0 mg;

Mousse de
chocolate suave

Tiempo total: 10 minutos Sirve: 2

ingredientes:

- 1/2 cucharadita de canela
- 3 cucharadas de cacao en polvo sin endulzar
- 1 taza de leche de coco cremosa
- 10 gotas de stevia líquida

Indicaciones:

1. Coloque la lata de leche de coco en el refrigerador durante la noche; debe ser grueso y los sólidos separados del agua.
2. Transfiera la parte gruesa al tazón grande sin agua.
3. Agregue los ingredientes restantes al tazón y batir con una batidora eléctrica hasta que quede suave.
4. Sirva y disfrute.

Valor nutricional (Cantidad por porción): Calorías 296; Grasa 29,7 g; carbohidratos 11.5 g; Azúcar 4,2 g; Proteína 4,4 g; Colesterol 0 mg;

RECETAS DE DESAYUNO

Muffins de

arándanos

Obtenga su antioxidante y energía llena de grasa impulso de estos muffins húmedos y deliciosos.

Preparación total & Tiempo de cocción: 30 minutos Nivel: Principiante Hace: 6 Muffins

Proteína: 7 gramos Carbohidratos netos:
3 gramos De grasa: 19 gramos
Azúcar: 2 gramos
Calorías: 217

Lo que necesita:

- 1/3 taza de arándanos
- 3/4 cucharadita de polvo de hornear, sin gluten
- 1 1/4 de taza de harina de almendras blanqueada
- 2 1/2 cucharadas de aceite de coco, derretido
- 1/4 de taza de edulcorante Erythritol, granulado
- 2 1/2 cucharadas de leche de almendras, sin endulza
- 1/8 cucharadita de sal
- 2 huevos grandes

- 1/4 cucharadita de extracto de vainilla, sin azúcar

Pasos:

1. Ajuste la estufa a calentar a 350° Fahrenheit. Usa forros de muffins para hornear o antiadherentes para colocar capas en las tazas de cupcakes.

2. En un plato grande, mezcle el Eritritol, el polvo de hornear, la sal y la harina de almendras hasta que se combinen.

3. Batir la leche de almendras, los huevos, el aceite de coco derretido y el extracto de vainilla hasta una consistencia cremosa.

4. Revuelva cuidadosamente los arándanos en la masa con un rascador de goma.

5. Vacíe uniformemente en las tazas de hornear y caliente durante 20 minutos.

6. Disfruta inmediatamente.

Consejos de variación:

1. Si usted tiene alergia a las nueces, sustituya la harina de almendras para la comida de semillas de girasol, sólo tiene que saber que los muffins pueden tener un ligero tinte verde.

2. Puede utilizar arándanos frescos o congelados. Si opta

por los congelados, no los descongele con anticipación.

Empanadas de hamburguesas de Pavo

Usted no tiene que dejar de tener hamburguesas saludables para el corazón mientras elige vivir una vida mejor.

Preparación total & Tiempo de cocción: 30 minutos Nivel: Principiante

Hace: 4 Empanadas

Proteína: 11 gramos Carbohidratos netos: 1

gramo de grasa: 8 gramos

Azúcar: 1 gramo

Calorías: 117

Lo que necesita:

- 1/2 cucharadita de condimento de orégano
- 3 cucharaditas de aceite de oliva
- 1/2 cucharadita de condimento de albahaca
- 8 oz. de calabacín rallado
- 1/4 cucharadita de sal
- 8 oz. de pavo molido, magro
- 1/8 cucharadita de hojuelas de pimiento rojo
- 1 diente de ajo picado

- 1/8 cucharadita de pimienta
- 1 cucharadita de condimento de perejil
- 1/4 cucharadita de cebolla en polvo

Pasos:

1. En un plato grande, mezcle el pavo molido, el orégano, la albahaca, el calabacín, la sal, la pimienta roja, el ajo, el perejil, la pimienta y la cebolla en polvo hasta que se combinen por completo.

2. Divida la carne en 4 secciones y cree empanadas a mano.

3. Con una sartén grande, calienta el aceite de oliva. Una vez que la sartén esté caliente, transfiera las empanadas a la sartén durante aproximadamente 5 minutos y luego voltee hacia el otro lado.

4. Freír durante 5 minutos adicionales hasta

cocinado completamente.

5. ¡Sirva caliente y disfrute!

RECETAS PARA LA CENA

Chile de nuez

Usted encontrará que este chile está lleno de sabor con un par de ingredientes secretos que lo hacen destacar del tazón estándar al que está acostumbrado.

Preparación total & Tiempo de cocción: 45 minutos Nivel: Principiante

Hace: 4 ayudas

Proteína: 10 gramos Carbohidratos netos:

5.6 gramos De grasa: 13 gramos

Azúcar: 1 gramo

Calorías: 410

Lo que necesita:

- 1 cucharada de aceite de oliva virgen extra
- 2 zanahorias cortadas en cubos finamente
- 1 cucharada de canela molida
- 3 tallos de apio, cortados en cubos finamente
- 1 cucharada de comino molido
- 3 dientes de ajo picados
- 1 1/2 cucharadita de polvo de pimentón
- 2 pimientos chipotle grandes picados
- 1 1/2 taza de nueces, crudas y picadas

- 2 pimientos cortados en cubos finamente
- 1 1/2 oz de chocolate negro, sin endulza y picado finamente
- Tomates de 30 oz, cortados en cubos
- 1/4 cucharadita de sal
- 2 1/2 tazas de salsa de tomate
- 30 oz. de soja negra drenada y enjuagada
- 1/8 cucharadita de pimienta

Pasos:

1. Usando una cacerola grande, licuete el aceite de oliva y combine la zanahoria y

   apio durante aproximadamente 4 minutos.
2. Mezcle el comino, el pimentón, el ajo y la canela, revolviendo constantemente durante unos 2 minutos.
3. Finalmente, combine los pimientos, el chipotle, la salsa de tomate, las nueces, las nueces y los tomates, revolviendo hasta que estén completamente incorporados.
4. Reduzca la temperatura a fuego lento durante unos 20 minutos o hasta que las verduras estén completamente cocidas.
5. Derretir el chocolate en el chile junto con la pimienta y la sal.
6. ¡Sirva mientras esté caliente y disfrute!

Consejos de variación:

1. Si prefieres el chile picante, añade entre 1 y 2 cucharaditas de pimienta de Cayena.

2. Puedes decorar tu chile con aguacate, hojas de cilantro o rábanos en rodajas para mezclar esta receta.

RECETAS DE APERITIVOS

Licitaciones de pollo

¡Muévete sobre pepitas de pollo! Estas son una alternativa mucho más mejorada a su refrigerio de la infancia.

Preparación total & Tiempo de cocción: 20 minutos Nivel: Principiante

Hace: 2 Ayudas (3 tiernas por porción) Proteína: 26 gramos

Carbohidratos netos: 0,7 gramos de grasa:

9 gramos

Azúcar: 0 gramos

Calorías: 220

Lo que necesita:

- 1/2 taza de aceite de coco

- 8 oz. de solomillos de pechuga de pollo

- 1 cucharadita de pimienta, separada

- 8 oz. de harina de almendras

- 1 cucharadita de sal, separada

- 4 oz. de crema para batir pesada

- 1 huevo grande

Pasos:

1. En un plato grande, mezcle el huevo y la crema de látigo pesado con la cucharadita de pimienta 1/2 y 1/2 cucharadita de sal.

2. Remoje los trozos de pollo en la mezcla durante aproximadamente 10 minutos.

3. Usando una sartén, derretir el aceite de coco.

4. Vierta la harina de almendras en un tazón pequeño y sazone con la cucharadita restante de pimienta 1/2 y 1/2 cucharadita de sal.

5. Retire los trozos individuales de pollo y cubra ambos lados con la harina de almendras. Ajuste un plato de vidrio de 13 x 9 pulgadas a un lado.

6. Transfiera el pollo al aceite de coco caliente y fríe durante aproximadamente 3 minutos a un lado.

7. ¡Sirva caliente y disfrute!

Consejo para hornear:

1. También puede hornearlos en el horno si lo desea. Ajuste la estufa a 425° Fahrenheit y prepare una sábana plana con un recubrimiento pesado de aceite de oliva. Siga los pasos para empanear las tiernas de pollo y colóquelo en la hoja preparada. Calienta durante 10 minutos, voltealos y continúa calentando

durante otros 10 minutos. Nota: no serán tan crujientes como cuando se fríen.

RECETAS INUSUALES DE COMIDAS

Camarones y sémola de maíz

Esta tradición sureña es un elemento básico que ahora se puede disfrutar en la dieta Keto con esta interpretación de granos de coliflor.

Preparación total & Tiempo de cocción: 40 minutos

Nivel: Principiante

Hace: 4 ayudas

Proteína: 4 gramos

Carbohidratos netos: 5.3 gramos De grasa: 11

gramosSugar: 1 gramo

Calorías: 207

Lo que necesita:

Para la cobertura:

- 16 oz. de camarones grandes, pelados y desveinados
- 3 cucharaditas de mantequilla
- 1/2 cucharadita de condimento de tomillo
- 2 dientes de ajo picados
- 1/4 cucharadita de pimienta de Cayena

- 2 cucharaditas de polvo de pimentón
- 1/4 cucharadita de sal

Para los granos:

Pasos:

1. Caliente la coliflor en una olla grande con el agua. Una vez que el agua comience a hervir, cubra con una tapa y ajuste un temporizador durante 20 minutos.
2. Compruebe la coliflor con un tenedor para asegurarse de que está bien cocinada.
3. Escurrir el agua de la olla y transferir la coliflor a una licuadora de alimentos.
4. Combine la levadura nutricional, la sal, la mantequilla y la almendra con la licuadora y pulse durante aproximadamente 2 minutos hasta que la consistencia sea muy suave.
5. Combine el pimentón en polvo, la pimienta de Cayena, el ajo y el tomillo, y en un plato pequeño y bata para integrarlo.
6. Combina las especias mixtas en una sartén junto con el aceite de coco caliente.
7. Desenganche las colas y elimine la humedad de los camarones con una toalla de papel.
8. Dore los camarones durante aproximadamente 9 minutos mientras se agita ocasionalmente.

9. Mientras tanto, distribuye los granos en un tazón para servir y una vez que los camarones estén rosados, vacía todo el contenido de la sartén encima de las sémola de maíz.

Consejo para hornear:

También puede usar camarones congelados para esta receta. Asegúrese de que se hayan descongelado por completo con anticipación y disminuya el tiempo de fritura en 3 minutos.

Variación Tia

- **añadir una guarnición de jugo de limón, cebollinos o un chorrito de salsa picante.**

- **Ghee trabajará como sustituto de la mantequilla en esta comida.**

Intermedio: Barras de mantequilla de maní

Servicios: 9

Tiempo de preparación: 10 minutos Tiempo de cocción: 30 minutos

ingredientes:

- 2 huevos
- 1 cucharada de harina de coco
- 1/4 de taza de harina de almendras
- 1/2 taza de eritritol
- 1/2 taza de mantequilla ablandada
- 1/2 taza de mantequilla de maní

Indicaciones:

1. Rocíe una bandeja para hornear de 9 * 9 pulgadas con spray de cocción y reserve.

2. En un tazón, bate la mantequilla, los huevos y la mantequilla de maní hasta que estén bien combinados.

3. Agregue los ingredientes secos y mezcle hasta que se forme una masa suave.

4. Extienda la masa uniformemente en la bandeja para hornear preparada.

5. Hornee a 350 F/ 180 C durante 30 minutos.

6. Cortar y servir.

Por porción: Carbohidratos netos: 2.8g; Calorías: 213; Grasa total: 20.2g; Grasa saturada: 8,6 g

Proteína: 5.8g; Carbohidratos: 4.5g; Fibra: 1.7g; Azúcar: 1.7g; Grasa 85% / Proteína 10% / Carbohidratos 5%

Sabroso pastel de
crema de fresa

Servicios: 10

Tiempo de preparación: 10 minutos Tiempo de cocción: 10 minutos

ingredientes:

- 1 taza de harina de almendras
- 1/4 de taza de mantequilla, derretida
- Queso crema de 8 oz, suavizado
- 1/2 taza de eritritol
- 1/2 taza de fresas frescas
- 3/4 de taza de crema para batir pesada

Indicaciones:

1. En un tazón, mezcle la harina de almendras y la mantequilla derretida.
2. Esparce la mezcla de harina de almendras en el plato de pastel uniformemente.
3. Agregue las fresas en una licuadora y licúe hasta que se forme un puré suave.
4. Agregue el puré de fresa en un tazón grande.
5. Agregue los ingredientes restantes en un tazón y bata hasta que estén gruesos.
6. Transfiera la mezcla de crema de fresa a la corteza del pastel y extienda uniformemente.

7. Colocar en nevera durante 2 horas.

8. Cortar y servir.

Por porción: Carbohidratos netos: 2.5g; Calorías: 217; Grasa total: 21.5g; Grasa saturada: 10.4g Proteína: 4.4g; Carbohidratos: 3.8g; Fibra: 1.3g; Azúcar: 0.8g; Grasa 88% / Proteína 8% / Carbohidratos 4%

CARAMELO: PRINCIPIANTE

Caramelo de frambuesa

Servicios: 12

Tiempo de preparación: 5 minutos Tiempo de cocción: 5 minutos

ingredientes:

- 1/2 taza de frambuesas secas
- 2 oz de mantequilla de cacao
- 1/4 de taza de swerve
- 1/2 taza de aceite de coco

Indicaciones:

1. Derretir la mantequilla de cacao y el aceite de coco en una cacerola a fuego lento.
2. Retire la cacerola del fuego.
3. Moler las frambuesas en una licuadora.
4. Agregue las frambuesas giradas y molida a la cacerola y revuelva bien.
5. Vierta la mezcla en los moldes de caramelo de silicona y refrigere hasta que esté listo.
6. Sirva y disfrute.

Por porción: Carbohidratos netos: 0.4g; Calorías: 125; Grasa total: 13.8g; Grasa saturada: 11.1g

Proteína: 0.1g; Carbohidratos: 0.7g; Fibra: 0.3g; Azúcar: 0.2g; Grasa 98% / Proteína 1% / Carbohidratos 1%

COOKIES: PRINCIPIANTE

Galletas de

calabaza de

almendras

Servicios: 27

Tiempo de preparación: 10 minutos Tiempo de cocción: 25 minutos

ingredientes:

- 1 huevo
- 1 cucharadita de stevia líquida
- 1/2 cucharadita de especia de pastel de calabaza
- 1/2 taza de puré de calabaza
- 2 tazas de harina de almendras
- 1/2 cucharadita de polvo de hornear
- 1 cucharadita de vainilla
- 1/2 taza de mantequilla

Indicaciones:

1. Precaliente el horno a 300 F/ 150.
2. Rocíe una bandeja para hornear con spray de cocción y reserve.
3. En un tazón grande, agregue todos los ingredientes y

mezcle hasta que estén bien combinados.

4. Hacer galletas de la mezcla y colocar en una bandeja para hornear preparada.

5. Hornee durante 20-25 minutos.

6. Retire las galletas del horno y reserve para enfriarlas por completo.

7. Sirva y disfrute.

Por porción: Carbohidratos netos: 0.2g; Calorías: 82 Grasa Total: 7.7g; Grasa saturada: 2.5g

Proteína: 2.1g; Carbohidratos: 2.2g; Fibra: 1g; Azúcar: 0.5g; Grasa 87% / Proteína 12% / Carbohidratos 1%

pastel

Galletas de limón

de coco

Servicios: 24

Tiempo de preparación: 10 minutos Tiempo de
cocción: 15 minutos

ingredientes:

- 4 huevos

- 3/4 de taza de swerve

- Queso crema de 4 oz

- 1/2 taza de mantequilla

- 1 1/2 cucharadita de polvo de hornear

- 1 cucharada de cáscara de limón rallado

- 1 cucharada de crema para batir pesada

- 1 cucharadita de extracto de limón

- 3/4 de taza de harina de coco

- Pizca de sal

Indicaciones:

1. Precalentar el horno a 350 F/ 180 C.

2. Rocíe una bandeja para hornear con spray de cocción y
   reserve.

3. En un tazón, mezcle la harina de coco, la sal y el polvo de hornear. reservar.

4. En otro tazón, agregue la mantequilla, el extracto de limón, la cáscara de limón, el descarnado y el queso crema y bata hasta que estén bien combinados.

5. Agregue los huevos uno por uno y bata hasta que se combinen.

6. Agregue la crema batida y revuelva bien para combinar.

7. Agregue la mezcla de harina de coco a la mezcla húmeda y mezcle hasta que se mezcle.

8. Transfiera la mezcla preparada al tazón y cubra con papel pergamino.

9. Colóquelo en el refrigerador durante 30 minutos.

10. Retire la masa de galletas del refrigerador y haga galletas y colóquelas en una bandeja para hornear preparada.

11. Hornee durante 15 minutos o hasta que estén ligeramente marrones.

12. Retirar del horno y dejar a un lado para enfriar completamente.

13. Sirva y disfrute.

Por porción: Carbohidratos netos: 0.5g; Calorías: 66; Grasa total: 6.5g; Grasa saturada: 3,9 g

Proteína: 1.4g; Carbohidratos: 0.7g; Fibra: 0.2g; Azúcar: 0.1g; Grasa

Experto: Tarta de queso de limón

Servicios: 8

Tiempo de preparación: 10 minutos Tiempo de cocción: 55 minutos

ingredientes:

- 4 huevos
- 18 oz de queso ricotta
- 1 ralladura de limón fresca
- 2 cucharadas de desviación
- 1 jugo de limón fresco

Indicaciones:

1. Precalentar el horno a 350 F/ 180 C.
2. Rocíe la sartén con spray de cocina y reserve.
3. En un tazón grande, batir el queso ricotta hasta que quede suave.
4. Agregue el huevo uno por uno y bata bien.
5. Agregue el jugo de limón, la ralladura de limón y desvíe y mezcle bien.
6. Transfiera la mezcla a la sartén preparada y hornee durante 50-55 minutos.
7. Retire la torta del horno y reserve para enfriar por completo.

8. Coloque el pastel en la nevera durante 1-2 horas.

9. Cortar y servir.

Por porción: Carbohidratos netos: 4.6g; Calorías: 124; Grasa total: 7.3g; Grasa saturada: 3,9 g

Proteína: 10.2g; Carbohidratos: 4.8g; Fibra: 0.2g; Azúcar: 0.7g; Grasa 53% / Proteína 33% / Carbohidratos 14%

Intermedio: Helado cremoso de tarta de queso de frambuesa

Servicios: 8

Tiempo de preparación: 10 minutos Tiempo de cocción: 30 minutos

ingredientes:

- 1 cucharada de desviación
- 4 oz de frambuesas
- 1 cucharadita de vainilla
- 1/2 taza de leche de almendras sin endulza
- 1 1/2 taza de crema pesada
- 3/4 de taza de swerve
- Queso crema de 8 oz, suavizado

Indicaciones:

1. En un tazón grande, bate el queso crema y desvía hasta que quede suave.

2. Agregue la vainilla, la leche de almendras y la crema pesada y mezcle bien.

3. Vierta la mezcla de helados en la heladería y revuelve de acuerdo con las instrucciones de la máquina.

4. En un tazón pequeño, machacar frambuesas. Añadir 1 cucharada de cebado en puré de frambuesas y mezclar bien.

5. Agregue la mezcla de puré de frambuesa al helado.

6. Sirva y disfrute.

Por porción: Carbohidratos netos: 2.5g; Calorías: 188 Grasa Total: 18.5g; Grasa saturada: 11.4g

Proteína: 2.8g; Carbohidratos: 3.5g; Fibra: 1g; Azúcar: 0.8g; Grasa 89% / Proteína 6% / Carbohidratos 5%

Helado de Mora

Dulce

Servicios: 8

Tiempo de preparación: 5 minutos Tiempo de cocción: 30 minutos

ingredientes:

- 1 yema de huevo
- 1 taza de moras
- 1/2 taza de eritritol
- 1 1/2 taza de crema para batir pesada

Indicaciones:

1. Agregue todos los ingredientes al tazón y mezcle hasta que estén bien combinados.

2. Vierta la mezcla de helados en el hielo crema y batir helado de acuerdo con las instrucciones de la máquina.

3. Sirva y disfrute.

Por porción: Carbohidratos netos: 1.4g; Calorías: 92; Grasa total: 9g; Grasa saturada: 5.4g Proteína: 1.1g; Carbohidratos: 2.4g; Fibra: 1g; Azúcar: 0.9g; Grasa 89% / Proteína 5% / Carbohidratos 6%

RECETAS DE DESAYUNO

Pan de ajo

Total: 12 min Preparación: 12 min

Rendimiento: 4 porciones

Valores nutricionales:

Calorías: 34, Grasa total: 5.1 g, Grasa saturada:

1.3 g, Carbohidratos: 1.5 g, Azúcares: 0.3 g, Proteína: 1.3 g

ingredientes

- 2 dientes de ajo

- 1/4 de taza de aceite de oliva

- 1 porción de pan de ajo

- 1 cucharadita de orégano

dirección

1. Chorrea aceite de oliva en un poco de sartén. Triturar el ajo en una tabla de cortar y añadirlo al aceite de oliva. Calidez hasta que el ajo se broncee, evacúe el ajo y vierta el aceite sobre el pan. Espolvorea el pan con orégano seco. Mancha el pan de ajo en el velo de llamas y la barbacoa hasta que.

Héroe vegetal a la parrilla

Total: 25 min Preparación: 15 min

Cocinar: 10 min

Rendimiento: 4 porciones

ingredientes

- 1 medio cuarto de tomate cherry, divididos
- 1 pimiento anillador amarillo, descuartizado, semillas y costillas evacuadas
- 1 pimiento anillador rojo, descuartizado, semillas y costillas evacuadas
- 1 calabaza de verano, cortada en la inclinación en trozos de 1/2 pulgada
- 1 calabaza de calabacín, cortada en la inclinación en trozos de 1/2 pulgada
- 1/4 de taza de aceite de oliva virgen extra
- Corte en anillos de 1/2 pulgada, 1 cebolla roja mediana,
- Sal legítima y pimienta oscura molida crujiente
- 1 cucharadita de patatas fritas de pimienta roja, o para probar
- 1 porción (12 pulgadas de largo) de pan italiano con semillas de sésamo
- Limón Mayo, la fórmula persigue
- 1 bola (8 onzas) de mozzarella nueva, cortada
- 1 paquete de hojas de albahaca

- Mayo de Limón
- 3/4 tazas de mayonesa
- 3 dientes de ajo picados
  - 1/2 limón, celos
  - 1 cucharadita de jugo de limón
  - Sal legítima y pimienta oscura recién molida

dirección

1. Precalentar el velo de llama a medio.
2. En un enorme tazón, lanza las verduras con aceite de oliva y sazona con sal y pimienta, al gusto. Orquestar las verduras en el velo de llama, girando de vez en cuando, hasta quemar y delicado, alrededor de 10 minutos. Evacua a un plato y espolvorea con trozos de pimiento rojo.
3. Corta el pan por el medio largo con una hoja dentada. Tostar el pan en el asado de la llama Retire el pan y extienda uniformemente Limón Mayo en los dos lados. Separar equitativamente las verduras en las partes base del pan. Cubra con la mozzarella cortada y un montón más o menos de la albahaca. Extienda con la parte superior del pan y asegure con palillos de dientes. Cortar en 4 partes y servir.

RECETAS DE ALMUERZO

Galletas de col

rizada

Porciones:20 Valores Nutricionales:

Calorías: 88, Grasa total: 10.2 g, Grasa saturada:

1,5 g, Carbohidratos: 5,4 g, Azúcares: 0,4 g, Proteína: 4,6 g

ingredientes:

- 1 taza de harina de coco
- Pimienta Negra, al gusto
- 3/4 de taza de levadura nutricional
- 1 cucharadita de Chipotle
- 1 taza de semillas de lino molido, empapado en 1 taza de agua
- 1 manojo de col rizada picada
- Sal del Himalaya, al gusto
- 1 cucharadita de pimentón ahumado
- 2 tazas de almendras, empapadas durante la noche, escurridas y enjuagadas, finamente picadas

Indicaciones:

1. Reserve después de forrar el papel pergamino con la bandeja para hornear.

2. Combine las almendras, la harina de coco, la levadura nutricional, el chipotle y el pimentón. Añade la col rizada y mezcla bien.

3. Vierta la mezcla de lino y agua, sazone con sal y pimienta, y amasar la masa.

4. Cubra la masa con otra sábana y despliegue la masa. Cortar en galletas, colocarlos en la hoja preparada y deshidratar a 290F / 145C durante media hora. Reduzca el calor a 245F / 118C y deshidrate las galletas durante aproximadamente 8 horas, volteando a mitad de camino.

Frankfurter y

vegetales

estofado

Total: 46 min Preparación: 20 min

Cocinero: 26 min

Rendimiento: 4 porciones

Valores nutricionales: Calorías: 34, Grasa total: 5,1 g, Grasa saturada: 0,3 g, Carbohidratos: 1,5 g, Azúcares: 0,3 g, Proteína: 1,3 g

ingredientes

- 3 cucharadas de aceite de oliva virgen extra
- 1 enorme cebolla roja cortada en cubos
- 4 dientes de ajo, triturados
- 1 cucharada de pimentón, además de adicional para mejorar
- Ajustar la sal
- 3 cucharadas de harina universalmente útil
- 2 parsnips, despojados y cortados en enormes bultos
- 14 onzas de papas pequeñas limpias en rojo o nuevas (6 a 8), descuartizados
- 1 cucharada de vinagre de jugo
- Pimienta molida naturalmente
- 1/2 taza de perejil crujiente, generalmente

hackeado

- 3/4 de taza de crema acrid
- 6 onzas de kielbasa, cortadas en pequeños grumos
- Pan seco, para servir
- 3 zanahorias medianas, desnudadas y cortadas en enormes grumos

dirección

2. Calidez del aceite de oliva en un pollo de engorde holandés o olla sustancial a fuego medio. Incluir la cebolla y el ajo; cocinar, mezclando de vez en cuando, hasta que esté delicado y brillante, alrededor de 6 minutos. Incluya el pimentón y 1 cucharadita de sal; cocinar hasta que el aceite se vuelva rojo oscuro, alrededor de 1 minuto.

3. Únete a una porción del perejil con la crema acrid en un bol pequeño y sazona con sal y pimienta. Recoger el guiso en platos; parte superior con el resto del perejil, un poco de crema acrid herbácea y una pizca de pimentón. Presente con pan.

Bollos de perro caliente Keto

Tiempo de cocción: 45 min Rendimiento: 10 rollos

Datos nutricionales: 29 calorías por rollo: Carbohidratos 1.5g, grasas 2.1g, y 1.3g proteínas.

ingredientes:

- 10 oz de harina de almendras
- 1/3 taza de polvo de cáscara de psyllium
- 2 cucharaditas de polvo de hornear
- 1 cucharadita de sal marina
- 2 cucharaditas de vinagre de sidra
- 10 oz de agua hirviendo
- 3 claras de huevo

Pasos:

1. Caliente el horno a 175°C.
2. Mezcle todos los ingredientes secos: harina de almendras + polvo de cáscara de psyllium + polvo de hornear + sal marina.
3. Hierva el agua.
4. Añadir a los ingredientes secos: agua + vinagre + claras de huevo y batir. La masa debe ser suave.
5. Forma 10 bollos de perritos calientes.

6. Colóquelos en la bandeja para hornear cubierta con el papel de mantequilla.

7. Hornee durante 45 minutos.

8. Crea el relleno que te guste y disfruta.

RECETAS DE APERITIVO

Palillo de pan de avellana con semillas

Porciones: 10

Tiempo de cocción: 40 minutos

Nutrientes por porción: Calorías: 88 | Grasas: 14 g | Carbohidratos: 2,1 g | Proteínas: 15 g

ingredientes:

- 1/2 taza de harina de avellana
- 1/2 taza de harina de lino
- 1/2 taza de semillas de calabaza
- 1/2 taza de semillas de girasol
- 2 huevos

Proceso de cocción:

1. Puede preparar la masa de la misma manera que se describe en la receta anterior.
2. Precalentar el horno a 220°C (425°F).
3. En un tazón, batir los huevos por una batidora hasta masa densa, y añadir harina y semillas. Mézclalo todo de nuevo.
4. Cubra la bandeja para hornear con pergamino. Saca la pasta.

5. Hornee en el horno durante 10 minutos. Corte en el número deseado de palos y encienda el horno apagado durante 20 minutos.

Tiempo de preparación: 5 minutos

Tiempo de cocción: 25 min Porciones:6

Valores nutricionales:

Grasa: 18 g.

Proteína: 8 g.

Carbohidratos: 2 g.

ingredientes:

- 4 huevos enteros
- 1/4 de taza de mantequilla derretida
- 1/2 cucharadita de sal
- 1/2 taza de harina de almendras
- 1 cucharadita de mezcla italiana de especias

Indicaciones:

1. Precaliente el horno a 425F.
2. Pulse todos los ingredientes en una licuadora.
3. Divida la masa en una lata de muffins de 6 hoyos.
4. Hornee durante 25 minutos.

cena

Miércoles:

Desayuno:

Ensalada de

Huevo Simple

La mantequilla de huevo es una forma sabrosa y sabrosa de comenzar el día.

Consejo de variación: mezcle un poco de eneldo fresco o cebollinos.

Tiempo de preparación: 5 minutos tiempo de cocción: 10 minutos Sirve 2

Lo que hay en él

- Huevos (4 qty)

- Mantequilla (5 onzas)

- Sal kosher (.5 cucharaditas.)

- Pimienta molida fresca (.25 t)

Cómo se hace

1. Coloque los huevos en una olla grande y llénelos para cubrir con agua fría y filtrada.

2. Llevar a ebullición y dejar cocinar durante 8 minutos.

3. Escurrir cuidadosamente los huevos y sumergirse en un

tazón de agua helada para evitar que los huevos se cose demasiado.

4. Después de que los huevos se hayan enfriado, pelar y picar.

5. Combínalo con mantequilla, sal kosher y pimienta molida fresca

6. Va muy bien con hojas de lechuga. También pruebe con rodajas de aguacate, salmón ahumado, pavo o jamón.

Carbohidratos netos: 1 gramo

Grasa: 69 gramos

Proteína: 12 gramos Azúcares: Ninguno

Intermedio:

Galletas de

almendras y lino

Porciones:20-24 galletas

Valores nutricionales: Calorías: 47.7, Grasa total:

5.2 g, Grasa saturada: 1 g, Carbohidratos: 1.2 g, Azúcares:

0,1 g, Proteína: 1,9 g

ingredientes:

- 1/2 taza de semillas de lino molido
- 1/2 taza de harina de almendras
- 1 cucharada de harina de coco
- 2 cucharadas de semillas de cáñamo con cáscara
- 1/4 cucharadita de sal marina fina
- 1 clara de huevo
- 2 cucharadas de mantequilla sin sal, derretida

Indicaciones:

1. Precaliente el horno a 300F / 150C.
2. Combine el lino, la almendra y la harina de coco, la

semilla de cáñamo y la sal. Agregue el huevo y la mantequilla derretida y mezcle hasta que estén bien combinados.

3. Transfiera la masa a una hoja de papel pergamino, cubra con otra hoja de papel y despliegue la masa. Corte en galletas y colóquelas en la bandeja para hornear preparada.

4. Hornee durante media hora, deje enfriar y servir.

EL ALMUERZO DE KETO

Domingo: Almuerzo:

Rollups de queso

y pavo

Qué hay en él:

- 3 rebanadas de carne de pavo para el almuerzo
- 3 rebanadas de queso (su elección)
- 1/2 aguacate
- 3 rebanadas de pepino
- un cuarto de taza de arándanos
- puñado de almendras

Cómo se hace:

1. Usando tu queso como pan, haz "rollos de pavo" enrollando la carne de pavo, unas rebanadas de aguacate y las rodajas de pepino.
2. Disfrute y refrigerio de arándanos y almendras.
3. Contiene 13 carbohidratos netos.

Domingo: Cena:

Chuletas de

Cordero

Celebra el sábado por la noche con jugosas chuletas de cordero servidas con mantequilla de hierbas. perfección.

Consejo de variación: servir con una ensalada verde simple u otra verdura.

También puede sustituir las chuletas de cerdo.

Tiempo de preparación: 15 minutos Tiempo de cocción: 10 minutos Sirve 4

Lo que hay en él

- Chuletas de cordero (8 qty)
- Mantequilla (1 T)
- Aceite de oliva virgen extra (1 T)
- Sal kosher (al gusto)
- Pimienta molida fresca (al gusto)
- Limón, cortado en cuñas (1 qty)
- Ponga chuletas para llevar a temperatura ambiente.
- Espolvoree con sal kosher y pimienta molida fresca.
- Caliente la mantequilla y el aceite en la sartén. Agregue las

chuletas y el marrón en ambos lados, de 3 a 4 minutos por lado.

- Sirva con rodajas de limón y mantequilla.

Carbohidratos netos: 1 gramo

Grasa: 90 gramos

Proteína: 44 gramos

Azúcares: 0 gramos